HISTOIRE

DE

TROIS LITHOTRITIES

ET DE

TROIS TAILLES BILATÉRALES EXCEPTIONNELLES;

PAR J.-J. CAZENAVE,

Médecin à Bordeaux;
Membre correspondant de l'Académie Impériale de Médecine de Paris,
des Sociétés huntérienne de Londres,
médico-chirurgicales de Bologne et de Berlin,
de l'Académie Royale de Médecine et de Chirurgie de Madrid,
des Sciences médicales et naturelles de Bruxelles, de Bruges;
des Sociétés de Médecine de Hanovre, de la Nouvelle–Orléans, de Lyon,
de Toulouse, de Marseille, et de la Société des Médecins
du grand duché de Baden.

*La lithotritie doit être la règle, et la taille
l'exception pour opérer les calculeux.*

PARIS

CHEZ J.-B. BAILLÈRE, LIBRAIRE DE L'ACADÉMIE IMPÉRIALE DE MÉDECINE,
10, rue Hautefeuille.

1856

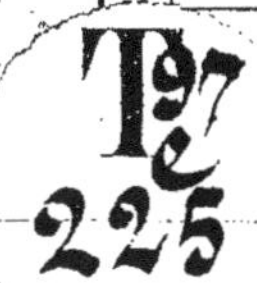

HISTOIRE

DE

TROIS LITHOTRITIES

ET DE

TROIS TAILLES BILATÉRALES EXCEPTIONNELLES;

PAR J.-J. CAZENAVE,

Médecin à Bordeaux;
Membre correspondant de l'Académie Impériale de Médecine de Paris,
des Sociétés huntérienne de Londres,
médico-chirurgicales de Bologne et de Berlin,
de l'Académie Royale de Médecine et de Chirurgie de Madrid,
des Sciences médicales et naturelles de Bruxelles, de Bruges;
des Sociétés de Médecine de Hanovre, de la Nouvelle-Orléans, de Lyon,
de Toulouse, de Marseille, et de la Société des Médecins
du grand duché de Baden.

*La lithotritie doit être la règle, et la taille
l'exception pour opérer les calculeux.*

PARIS

CHEZ J.-B. BAILLÈRE, LIBRAIRE DE L'ACADÉMIE IMPÉRIALE DE MÉDECINE,
10, rue Hautefeuille.

1856

Bordeaux. — G. Gounouilhou, imp. de l'École de Médecine, pl. Puy-Paulin, 1.

A propos des observations de taille et de lithotritie qui font l'objet de ce travail, je dirai quelques
mots sur ces opérations, sur un sujet qui a une
très-grande importance pratique, et qui fut l'occasion de débats très-remarquables à l'Académie de
Médecine de Paris, en 1835 d'abord, puis en 1847.

En 1847 comme en 1835, on vit s'engager une
lutte ardente, passionnée, orageuse, pendant la
longue durée de laquelle les orateurs de notre célèbre Académie Impériale de Médecine de Paris se
divisèrent en deux camps.

De quoi s'agissait-il donc dans ce conflit? et quels
étaient les grands intérêts qui étaient en cause?
Mon Dieu! il était *tout bonnement* question de sa-

voir ce qu'il fallait préférer de la taille ou de la lithotritie, pour opérer les calculeux.

Si des profanes, si le vulgaire avaient eu à résoudre le problème, l'inconnue aurait été promptement dégagée, et la lithotritie, le broiement de la pierre l'eût certainement emporté sur la taille, sur cette opération si grosse d'éventualités et de mécomptes, et dont les seuls préparatifs feraient reculer les plus hardis. Mais à cette discussion assistaient l'élite de la chirurgie française, des hommes d'un mérite transcendant, des savants habitués aux luttes académiques, mais jugeant peut-être des choses et du sujet en litige, les uns au point de vue de leurs premières impressions, de leur éducation chirurgicale, de leur mode habituel d'opérer ; les autres avec des préférences marquées, bien arrêtées et opiniâtres peut-être pour la lithotritie, à l'invention de laquelle ils avaient apporté leur contingent, invention pour laquelle, d'ailleurs, plusieurs d'entre eux avaient été couronnés par l'Institut.

L'esprit humain est ainsi fait : nous donnons presque toujours dans les extrêmes, et très-peu d'hommes savent tenir le juste milieu et se garer des exagérations en toutes choses. Néanmoins, il faut le dire, et nous signalons ce fait avec une grande satisfaction, un chirurgien éminent, un esprit logique et droit, un dialecticien émérite, M. Amussat, donna l'exemple de la modération pendant toute la discussion, porta la lumière sur les points les plus obscurs du débat, et se tint dans le vrai, ce nous semble, en prétendant qu'on devait tou‑ jours essayer de la lithotritie avant de procéder à la taille; que la lithotritie était la règle, et la taille l'exception.

S'il m'était permis de donner mon avis après ce‑ lui des hommes éminents qui prirent la parole dans ces débats, voici ce que je dirais à ce sujet :

Pour les médecins qui n'opèrent pas, et surtout pour les personnes du monde qui sont étrangères à la chirurgie, la lithotritie semble devoir suffire pour tous les cas dans lesquels il faut débarrasser la vessie des calculs qu'elle contient, et avoir à peu près relégué dans l'histoire de la science l'opéra‑ tion de la taille, qui, dès son origine, extrême‑ ment ancienne, fut l'effroi des malades, comme de nos jours elle en est encore la terreur, quoique la chirurgie moderne l'ait portée au plus haut degré de perfection.

La lithotritie a donné de beaux résultats, et ses admirables perfectionnements ont permis aux chi‑ rurgiens de tous les pays de ne recourir qu'assez rarement à l'opération sanglante. Toutefois, il faut le reconnaître, quelques‑unes des modifications qu'on a fait subir aux divers modes de broyer les calculs ne sont que spéculatives, que théoriques jusqu'au moment actuel, et il faudra encore beaucoup de temps et beaucoup d'efforts pour que ces perfectionnements, d'ailleurs si ingénieux et si méritoires au point de vue de la science et de l'humanité, permettent aux chirurgiens d'arriver à des résultats positifs, à des résultats pratiques. Mais, en attendant, la taille restera forcément dans le domaine chirurgical, sera très-certainement une nécessité de tous les temps pour les cas exceptionnels, qui seront toujours assez nombreux quoi qu'on fasse, et, bien venus, bien accueillis seront les travaux qui contribueront, soit à modifier heureusement les méthodes et les procédés connus, soit à préserver les calculeux des très-graves accidents que cette opération entraîne si souvent après elle.

P.-S. — Ce travail était sous presse quand j'ai appris la mort d'Amussat, au génie, à l'illustration chirurgicale et aux éminentes qualités privées duquel un organe éloquent de l'Académie Impériale de Médecine de Paris, et la presse médicale tout entière ont rendu l'hommage le plus éclatant.

Je perds en cet homme si affectueux et si bon, un ami sincère et dévoué, chez lequel et dans la famille duquel j'ai toujours trouvé l'accueil le plus cordial et le plus empressé.

Amussat m'honorait de ses judicieux conseils, et sa correspondance avec moi témoignait non-seulement de son génie chirurgical, de son esprit inventif, de sa haute science, de sa savante pratique, mais encore de sa rare obligeance, de sa modestie, et du soin très-délicat qu'il prenait de mettre les hommes de quelque mérite à son niveau.

Grâce à Stroméyer, à ce chirurgien du roi de Hanôvre avec lequel j'ai eu des relations scientifiques très-suivies, je pus correspondre avec son ami intime le célèbre Dieffenbach, de Berlin, auquel il m'avait chaudement recommandé. Ce fut à l'occasion du séjour à Paris de cet homme éminent qu'Amussat m'écrivit ces quelques mots :

« M. Dieffenbach est ici (à Paris); il désire beaucoup vous voir, et m'a dit qu'il resterait volontiers hui. plus pour vous attendre. Je vous prie de me répo. courrier par courrier, si vous pouvez venir. J'ai promis rendre une réponse à mon ami le grand chirurgien de Berlin. »

Étant alors retenu à Bordeaux par des devoirs de profession dont j'ai pris l'habitude d'être l'esclave, il me fut impossible d'aller à Paris.

Dieffenbach et moi nous suppléâmes à cette entrevue par une correspondance qui avait pour but d'échanger quelques idées à propos d'un sujet chirurgical qui offre beaucoup d'intérêt : je veux parler des divers modes d'opérer la cataracte. — En temps et lieu je publierai quelques fragments des lettres fort curieuses du professeur de Berlin.

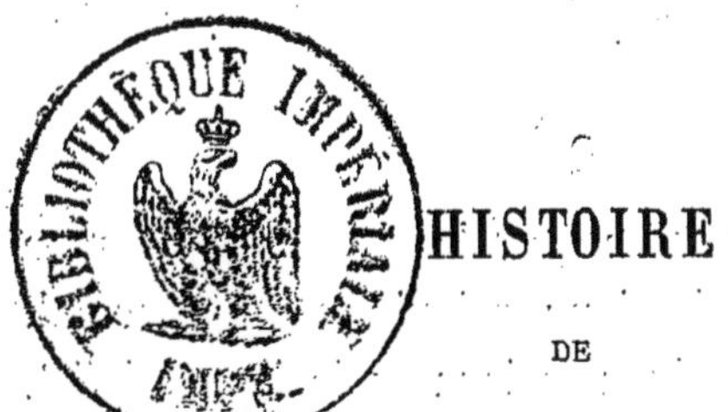

HISTOIRE

DE

TROIS LITHOTRITIES

ET DE

TROIS TAILLES BILATÉRALES EXCEPTIONNELLES [1].

PREMIER FAIT.

Traitement par incision d'une valvule du col de la vessie; — premières explorations de la vessie, négatives quant à l'existence d'un ou de plusieurs calculs; — nouvelles recherches faisant découvrir deux pierres, qui sont morcelées et évacuées en deux séances de lithotritie; — accidents occasionnés par le chloroforme; — guérison.

M. V....., médecin principal en retraite, âgé de soixante-quinze ans, d'une excellente constitution, souffrait de la vessie depuis fort longtemps, et avait été traité d'une valvule du col par les docteurs Heurteloup et Auguste Mercier, de Paris. Ces deux très-habiles confrères avaient exploré la vessie du malade un mois avant moi, et avaient déclaré qu'elle ne contenait aucun corps étranger. Ayant été appelé par M. V...

[1] Ces opérations ont été l'objet de deux rapports très-favorables faits à l'Académie Impériale de Médecine, et d'un troisième, très-favorable aussi, fait à la Société de Chirurgie de Paris.

pour lui donner des soins, j'explorai la vessie à mon tour, et découvris d'abord un calcul, puis un second.

Au commencement du mois de mars de l'année 1848, et après quelques soins préparatoires, je fis une première séance de lithotritie en présence des docteurs Larrat, de Clérac (Lot-et-Garonne), Métayer, de Saint-Christoly (Gironde), et Corantin-Pujos, de Bordeaux.

La chloroformisation, pour laquelle, ce jour-là, je n'avais pas pu recourir à la prudente habileté de M. Fauré, notre excellent chimiste, faillit être funeste à M. V..., et force me fut d'y renoncer, car, après une dixaine d'inspirations, et en un clin-d'œil, le pouls s'affaissa, disparut sous les doigts, le cœur ne battit plus, la respiration cessa, le visage pâlit, les yeux devinrent fixes et ternes, les paupières immobiles, puis une congestion cérébrale survint.

Le renouvellement de l'air dans les appartements, et des aspersions d'eau froide faites sur le visage, suffirent pour faire disparaître en quelques secondes ces phénomènes inquiétants.

Quand le malade eut repris ses sens, le docteur Larrat, que j'avais débarrassé de deux gros calculs par la lithotritie, l'encouragea en se donnant pour exemple.

Après quelques recherches faites avec un brise-pierre à cuillers profondes, et en quatre coups, je morcelai et entraînai hors de la vessie un calcul friable, ayant 25 millimètres (11 lignes) de diamètre. Dans une seconde séance, faite quelques jours après, je pris un second calcul n'ayant que 12 millimètres (6 lignes) de diamètre, que je broyai très-rapidement, et dont les débris sortirent avec les urines trois-quarts d'heure après les manœuvres lithotritiques.

Quoi qu'il en fût de ce succès, assez facilement obtenu, comme on vient de le voir, M. V... éprouva de violentes douleurs au col de la vessie. Il urinait douze ou quinze fois toutes les nuits, pouvait à peine marcher, et craignait que je n'eusse laissé quelque fragment de calcul dans la poche urinaire. De nouvelles et de très-minutieuses explorations m'ayant démontré que la vessie avait été complétement débarrassée des corps étrangers et de leurs débris, je recourus à l'usage de deux moyens dont je m'étais déjà parfaitement trouvé chez quelques autres malades que j'avais eu sous la main pour des cas analogues à celui-ci. Ces moyens consistèrent en des cautérisations transcurrentes faites sur le col de la vessie avec l'azotate d'argent, et en des injections faites dans la vessie elle-même avec une solution assez concentrée de nitrate d'argent cristallisé. Cette médication énergique, qu'on doit manier avec prudence et selon les effets observés, débarrassa M. V... de toutes ses douleurs, de ses besoins très-fréquents d'uriner, et lui fit recouvrer une santé parfaite.

En temps et lieu, et à l'occasion d'un travail que j'ai à peu près terminé, je dirai comment j'use des cautérisations sur le col de la vessie, et des injections à l'azotate d'argent dans la vessie, pour remédier aux accidents dont certaines lithotrities sont peut-être l'occasion, quand ces accidents ne sont pas la conséquence immédiate du long séjour d'un ou de plusieurs calculs dans le réservoir des urines.

M. V... souffrit pendant tout l'hiver 1849-50 de vio-

lentes douleurs rhumatismales ; pour lesquelles je l'a-
dréssai au docteur Pagès, inspecteur des eaux thermales
de Barèges. Les bains et les douches guérirent radica-
lement mon malade.

SECOND FAIT.

*Quarante-cinq ans ; — prostatite chronique ; — premier cal-
cul libre dans le bas-fond de la vessie ; — second et très-
gros calcul enchâtonné ; — quelques séances de lithotritie
suffisent pour débarrasser le malade de ces deux pierres.*

Le 19 octobre 1844, mon ami le docteur Arthaud
m'adressa notre confrère M. X... Ce médecin fort dis-
tingué, âgé de quarante-cinq ans, d'une forte constitution, souffrait des voies urinaires depuis près de deux
ans, et soupçonnait l'existence d'une pierre dans la
vessie.

Des explorations convenablement faites nous démontrèrent, au docteur Arthaud et à moi, que tout l'urèthre était libre et de calibre normal ; que le col de la
vessie était très-irritable ; que la prostate était hypertrophiée ; que les urines étaient fréquentes, difficiles,
catarrhales et sentaient fortement l'ammoniaque. Ce fut
vainement, ce jour-là, que j'essayai de pénétrer dans
la vessie avec divers instruments.

Le lendemain et les trois jours suivants, je calmai
l'irritation vésicale que mes tentatives avaient occa-
sionnée, par des injections mucilagineuses presque
froides. Néanmoins, le 23 octobre, à onze heures du
soir, un fort accès de fièvre prit le malade en froid et

se termina par une sueur abondante. La même chose se reproduisit le lendemain, de meilleure heure, mais cette fois-ci sans frisson, et M. X... ayant le pouls plein, vibrant, la face rouge, vultueuse, une céphalalgie intense, et quelques inquiétudes morales causées par l'incertitude dans laquelle il était relativement à l'existence ou à la non-existence d'un ou de plusieurs calculs dans sa vessie.

25 Octobre. Forte saignée du bras; — bains entiers pris à une température un peu basse; — quarts de lavements émollients et presque froids; — boissons tempérantes, diète sévère.

L'usage de ces moyens ayant produit d'excellents effets, je consacrai huit jours à dilater l'urèthre et à l'habituer à supporter le contact des bougies en gomme à courbure fixe. De plus, pendant ce traitement préparatoire, la prostate était revenue à son volume presque normal.

6 Novembre. Après une injection préalable, j'introduisis très-facilement un percuteur de calibre ordinaire dans la vessie, et découvris, dans son bas-fond, un calcul ayant 33 millimètres (14 lignes) de diamètre. Cette exploration rendit le calme moral au docteur X..., qui, en homme courageux, préférait une certitude, quelle qu'elle fût, à de vagues approximations.

Bains répétés; — repos au lit; — boissons adoucissantes; — diète.

Point de fièvre; un peu de malaise.

Le malade passa très-bien les journées des 7 et 8 novembre.

9 Novembre. Première séance de lithotritie.

Je distendis facilement la vessie par une injection, et

morcelai le calcul, qui était friable, quatorze fois de suite.

Point de fièvre, mais un peu de douleur et de ténesme au col de la vessie.

Bain d'une heure; — cataplasmes de farine de lin sur le périnée; — lavement émollient et presque froid soir et matin; — chiendent avec sirop d'orgeat pour boisson; — une tasse de bouillon de volaille toutes les cinq heures.

La journée du 10 fut excellente, mais l'opéré ne rendit par l'urèthre ni sable, ni fragments de calcul. Ce résultat, si désiré par tous les malades que l'on soumet à la lithotritie, fut obtenu d'une manière à peu près incessante les 11, 12 et 13 novembre.

Cette première séance fut faite avec l'aide de mon intelligent et très-spirituel confrère M. Arthaud, et en présence du frère et du beau-frère du malade.

14 Novembre. Deuxième séance de lithotritie.

Pendant sept minutes, je chargeai les trois gros fragments de calcul dans le bas-fond de la vessie, et les réduisis tous aux plus petites dimensions possibles.

Le malade souffrit peu, fut très-satisfait des résultats, et se sentit plus dispos.

Mêmes prescriptions, mais moins de réserve quant au régime.

Le docteur X... rendit du sable et des fragments de pierre pendant les trois jours qui suivirent cette séance. A dater de cette époque, il put se tourner facilement dans son lit, et marcher dans sa chambre sans éprouver ce poids et cette espèce d'embarras *ano-vésical* qui l'obsédaient constamment depuis deux ans.

D'après ce qui se passait, le docteur Arthaud et moi nous crûmes pouvoir annoncer qu'une troisième et dernière séance ferait justice de quelques petits débris de calcul, s'il y en avait.

23 Novembre. Ce jour-là j'explorai la vessie, mais surtout son bas-fond, avec la plus minutieuse attention, et me hâtai de déclarer que tout était terminé. Néanmoins, pour l'entière sécurité de notre courageux confrère, et pour l'acquit de ma conscience, je fouillai de nouveau vers le sommet et sur les côtés de la vessie, préalablement distendue par une injection, et découvris dans le côté droit de cet organe un corps résistant, dont la collision avec l'instrument fut obscure et douteuse. Quelque surpris que je fusse de ce mécompte, j'ouvris les branches du percuteur et tâtonnai un peu avant d'étreindre ce corps dur dans les mors de l'instrument, qi onnèrent 2 centimètres (8 lignes) d'écartement.

La position de ce second calcul m'ayant fait croire qu'il n'était pas libre, j'exerçai des tractions ménagées qui furent d'abord sans résultat, et me démontrèrent qu'il était immobile, enkysté, et que je n'avais saisi que la portion qui faisait saillie dans la vessie. Malgré ce décourageant incident, je recommençai la manœuvre avec précaution, et crus un moment avoir dégagé la pierre de son châton, alors que ce n'était qu'un peu d'élasticité de la vessie qui m'avait donné le change. Quoi qu'il en fût, et après trois ou quatre secondes d'hésitation, je parvins à introduire le bec de l'instru- ment dans le kyste, à le placer entre ses parois et la pierre, à l'ouvrir et à saisir avec lui un calcul que je délogeai et que je plaçai dans le bas-fond de la vessie pour l'y broyer immédiatement.

Le docteur X..., qui a une intelligence d'élite et qui percevait très-distinctement *tout ce qui se passait dans sa vessie* pendant ces dernières manœuvres, fut très-préoccupé de mes préoccupations, me fit une question à laquelle je lui demandai la permission de ne pas répondre sur-le-champ, et sentit le calcul être dégagé de sa loge par une sorte d'énucléation. Telles furent ses expressions.

Sans retirer l'instrument de la vessie, je repris le calcul, qui avait 5 centimètres (22 lignes) de diamètre, essayai vainement de le morceler, et le lâchai pour le saisir dans un autre sens. Cette fois, les branches de l'instrument ne donnèrent que 3 centimètres et demi (15 lignes) d'écartement. Ce fut alors que je pus procéder au broiement, prendre et reprendre une quarantaine de fois des fragments de calcul que je réduisis à des dimensions de plus en plus petites.

Bien que notre excellent confrère fût toujours aussi courageux, les émotions qu'il avait maîtrisées, les recherches multipliées que j'avais faites, et le broiement longtemps continué, le fatiguèrent beaucoup, sans le rendre malade toutefois.

Urines troubles, catarrhales, non sanguinolentes.

Le malade souffrit peu, n'eut pas de fièvre, fut très-bien le soir même et rendit beaucoup de détritus.

Bain ; — cataplasmes au périnée et à l'hypogastre ; — boissons délayantes ; — diète jusqu'au soir.

Mon ami le docteur Arthaud m'avait on ne peut mieux secondé dans ces conjonctures si délicates et si embarrassantes.

Les journées des 24, 25 et 26 novembre furent marquées par un état très-satisfaisant, et la sortie presque incessante, par l'urèthre, d'une très-grande quantité de fragments du calcul.

27 Novembre. Quatrième séance de lithotritie, faite en présence des docteurs Arthaud et Lacoste.

Dans cette séance, qui fut de douze minutes, je brisai des fragments ayant encore 4 centimètres, 2 centimètres et demi, 2 centimètres, 15 millimètres (12, 10, 9 et 6 lignes) de diamètre.

Pas de fièvre, pas même de malaise.

M. X... rendit beaucoup de débris dans le bain, et cinquante-quatre fragments pendant les vingt-quatre heures qui suivirent cette séance.

2 Décembre. Le docteur Arthaud et moi nous procédâmes à une très-longue et très-minutieuse exploration de la vessie sans résultat : notre confrère était complétement débarrassé de ses deux calculs.

L'analyse des deux calculs, faite par notre habile chimiste M. Fauré, donna les résultats suivants :

1er CALCUL.

Acide urique	90,55
Urate calcaire	1,75
Urate d'ammoniaque	4,70
Urates alcalins	2,25
Mucus vésical	0,75
	100,00

2e CALCUL.

Acide urique	91,75
Urate alcalin	3,25
Urate d'ammoniaque	4,50
Mucus vésical	0,50
	100,00

A quelques exceptions très-rares près, je le sais, il est une disposition des calculs qui repousse invinciblement la lithotritie, c'est leur enchâtonnement. Comment saisir entre les branches du brise-pierre, a-t-on dit, un calcul qui ne proémine dans la vessie que par une de ses faces? Comment, d'ailleurs, ne pas procéder au hasard, et pour ainsi dire à tâtons, dans des cas de cette espèce? — Je ne nie ni les difficultés, ni les dangers de ces sortes d'opérations, mais je dis que les succès obtenus jusqu'ici, bien que rares, doivent autoriser les chirurgiens à suivre prudemment et avec une très-grande circonspection la voie tracée par d'habiles praticiens.

TROISIÈME FAIT.

Trois séances de lithotritie faites sur un enfant de huit ans; puis taille bilatérale obligée, sur le même sujet, pour extraire du bas-fond de la vessie un dernier et gros calcul enchâtonné.

Le fils de M. Boireau, de Coutras (Gironde), âgé de huit ans, d'une assez bonne constitution, mais amaigri, souffrant beaucoup de la vessie, de son col et de l'urèthre depuis un an, avait une incontinence d'urines catarrhales et fortement ammoniacales, ne dormait ni ne mangeait, criait sans relâche, et rendait de temps en temps des graviers dont le passage à travers la filière de l'urèthre était très-douloureux.

Pour explorer la vessie de cet enfant, qui fut confié à mes soins le 17 mars 1849, je me servis d'une sonde de très-petit calibre, et fus arrêté au col par un calcul qui s'y était fortement engagé, et que je ne pus repousser dans la vessie qu'en usant d'une certaine force. Depuis ce moment, le petit malade fut très-soulagé, garda ses urines, mangea, dormit, ne cria plus, et me remercia du calme que je lui avais procuré. Le docteur Charles Dubreuilh et M. Bataille, notre excellent fabricant d'instruments de chirurgie, assistèrent à cette exploration.

Trois jours après ces recherches, je revins chez le petit malade muni des instruments nécessaires, soit pour procéder à la lithotritie, soit pour faire la taille, selon ce qui adviendrait.

M. Fauré chloroformisa le malade, qui déraisonna après quelques inhalations. Mais bientôt son estomac se révolta, et il vomit du chocolat très-épais qu'on lui avait donné quelques heures avant, bien que j'eusse recommandé qu'on ne lui fît rien prendre ce jour-là. De nouvelles tentatives de chloroformisation furent inutiles, tant l'enfant était effrayé de voir quelques personnes étrangères autour de son lit. Il se débattit, détourna la tête, et repoussa violemment l'éponge imprégnée de chloroforme. De guerre lasse, je renonçai à l'agent anesthésique, et fis maintenir l'enfant par les docteurs Pouget, Dubreuilh fils, M. Bataille et deux de ses parents. Dès que le malade se vit contenu, il cessa de crier, dit qu'il laisserait faire, et se tint coi.

Le liquide émollient injecté dans la vessie en f chassé par de violentes contractions, et force me de manœuvrer à sec avec un brise-pierre conve Je sentis le calcul immédiatement après avoir le col vésical, et le chargeai sans pouvoir le déplacer. Mon confrère M. Pouget eut l'obligeance de soulever le siége de l'enfant, et aussitôt je saisis la pierre par son grand diamètre, qui était de 3 centimètres (12 lignes). Mais le calcul dérapa plusieurs fois, résista à de fortes pressions, et je ne pus l'entamer et en commencer la *démolition* qu'à coups de marteau.

Je prescrivis un bain, des cataplasmes de farine de lin sur l'hypogastre et au périnée, des lavements, le repos, une diète absolue et des boissons tempérantes.

Le petit malade eut un peu de fièvre, passa bien la nuit néanmoins, et ne rendit du sable et des débris de calcul que quinze heures après la séance de lithotritie.

Le surlendemain de l'opération, les urines charrièrent beaucoup de sable; cinq ou six fragments de la pierre broyée cheminèrent dans l'urèthre et s'arrêtèrent derrière le méat urinaire, d'où la mère de l'enfant les extrayait fort adroitement avec un passe-lacet. Néanmoins, l'un de ces fragments, plus gros et plus irrégulier que les autres, s'arrêta au bulbe et fit souffrir beaucoup le malade, dont le pénis se tuméfia et devint fort douloureux. J'enlevai ce fragment avec la curette articulée de M. Leroy d'Étiolles, et le soulagement fut immédiat.

Trois jours après l'extraction de ce fragment de calcul, e fis une seconde séance de lithotritie, sans injection éalable dans la vessie, mais plus rapide et plus fruc-use que la première. Je saisis la pierre chaque fois que prochai les branches de l'instrument, la broyai fficulté, tout cela sans que le malade s'agitât, sans qu'il criât, sans qu'il parût éprouver de fortes douleurs.

Les docteurs Laugeac, de Casteljaloux (Lot-et-Garonne), Charles Dubreuilh, de Bordeaux, et M. Bataille, assistèrent à cette séance, et furent surpris de l'impassibilité du petit malade, qui cria horriblement, qui pleura, qui s'agita, qui se déroba aux étreintes des personnes qui s'efforçaient de le maintenir, qui fut effrayé, en un mot, des apprêts de l'opération, mais qui fut calme, qui ne souffrit pas, qui ne dit mot pendant une séance que je pus prolonger un quart-d'heure durant, quoique je manœuvrasse dans une vessie qui ne contenait aucun liquide, pas même un peu d'urine.

Quatre heures après cette séance, le jeune Boireau eut de la fièvre, de l'agitation, souffrit du col de la vessie et de l'urèthre, ne dormit pas la nuit suivante, sentit des fragments de calcul cheminer dans le canal, et en retira lui-même plusieurs en se servant d'un passe-lacet. Des bains, des cataplasmes, des quarts de lavements émollients, des boissons tempérantes et la diète calmèrent ces accidents, et le petit malade put supporter une troisième séance six jours après la seconde.

Cette troisième séance, faite en présence des mêmes personnes qui m'avaient déjà assisté, fut laborieuse, car non-seulement la vessie ne toléra pas d'injection, mais elle se contracta si vigoureusement sur le brise-pierre, que toute manœuvre fut impossible pendant quelques minutes. Toutefois, à force de patience et de tâtonnements, je parvins à découvrir un second calcul, mais sans pouvoir le déplacer, sans pouvoir le détacher du bas-fond de la vessie, où il me parut être fixé. Pendant plus d'un quart d'heure je fis des efforts inutiles pour saisir ce calcul, fus obligé de renoncer à la lithotritie, désormais impossible, et de recourir à la taille.

Des bains, des lavements, un purgatif furent prescrits, et le 17 avril fut le jour désigné pour l'opération à laquelle assistèrent le docteur Charles Dubreuilh, M. Bataille et plusieurs autres personnes.

Une heure avant de tailler le jeune Boireau, j'allai le voir et débarrassai l'urèthre de deux fragments du premier calcul broyé qui s'y étaient engagés. Quand l'enfant fut sur une table, pieds et poings liés, et que je voulus pénétrer dans la vessie avec le cathéter, je fus arrêté au bulbe de l'urèthre par un fragment de calcul qui m'empêcha de passer outre, quelques efforts et quelques manœuvres que je fisse. Quoi qu'il en fût, et ne voulant pas renvoyer l'opération, je pris un cathéter de très-petit calibre, et pénétrai dans la vessie, mais non sans de grandes difficultés, car j'eus à faire cheminer très-péniblement cet instrument entre la paroi antérieure du canal et un chapelet de fragments pierreux occupant le bulbe de l'urèthré, la portion prostatique de ce canal et le col vésical. Quand le cathéter fut ainsi placé, et que je l'eus remis aux mains du docteur Charles Dubreuilh, je fis rapidement les incisions périnéales, allai à la rencontre de la très-petite rainure avec le lithotome double, et manœuvrai comme dans la taille bilatérale ordinaire, mais en ne donnant aux lames de l'instrument *Dupuytren-Charrière* que le degré d'écartement nécessaire pour obtenir sans efforts la sortie du calcul, que je présumai avoir de 2 centimètres à 2 centimètres et demi (9 à 11 lignes) de dia-

mètre. Mais quel fut mon désappointement quand je découvris dans le bas-fond de la vessie une grosse pierre
que je ne pus pas déplacer! Introduisant alors des tenettes courbes pour enfant dans la vessie, je cher-
chai à saisir le calcul, à l'ébranler, à le dégager de son
kiste ou de ses adhérences, s'il y en avait, mais sans
réussir. Après cette tentative infructueuse, et vu le
diamètre du corps étranger, qui me parut être de 4 centimètres (16 lignes) environ, je priai M. Bataille de
mettre le curseur du lithotome pour enfant au n° 18,
afin que les lames de cet instrument donnassent 3 centimètres et demi (15 lignes) d'écartement. De cette
façon, la première plaie fut agrandie, et je pus aller
beaucoup plus facilement à la recherche du calcul, que
ni mes doigts, ni la curette, ni les tenettes courbes ne
purent déplacer. Je pris alors le parti de conduire un
bistouri boutonné sur l'indicateur gauche, puis je glissai
cet instrument entre la pierre et le bourrelet membraneux formant le kiste, débridai par des incisions faites à droite et à gauche, et dégageai le calcul, partie
avec mes doigts, partie avec les tenettes courbes, mais
en le morcelant.

Le reste de l'opération n'offrit rien de particulier. La
cicatrice de la plaie fut complète le quinzième jour, et
la santé de l'ex-calculeux n'a reçu aucune atteinte depuis sept ans qu'il a été opéré.

EXTRAIT

DU

RAPPORT FAIT A L'ACADÉMIE IMPÉRIALE DE MÉDECINE DE PARIS,

dans sa séance du 15 janvier 1856,

SUR LES TROIS OBSERVATIONS PRÉCÉDENTES;

PAR M. SÉGALAS,

Membre de l'Académie Impériale de Médecine, et du Conseil de Surveillance
des hôpitaux et hospices de Paris [1].

« Messieurs,

» A l'exemple de notre honorable collègue, M. Gibert, j'ai formé le projet, peu facile à exécuter, de vous rendre compte, sinon de la totalité, au moins d'une bonne partie des travaux que le Conseil d'Administration a renvoyés à mon examen. Je vais, pour commencer, vous entretenir aujourd'hui d'un Mémoire de M. Cazenave, de Bordeaux, intitulé : *Histoire de trois lithotrities faites avec succès, la première sur un médecin âgé de soixante-quinze ans; la seconde sur un autre médecin âgé de quarante-cinq ans, et la troisième, plus la taille bilatérale, sur un enfant de huit ans.*

[1] *Bulletin de l'Académie Impériale de Médecine*, t. XXI, p. 340-350. Paris, 1856.

» Vous savez, Messieurs, que M. Cazenave étant correspondant de l'Académie, mon rapport doit être considéré comme verbal. Je l'ai écrit afin d'être plus exact et plus clair, et pour ménager autant que possible les moments de l'Académie.

» Ainsi que l'indique son titre, le travail dont j'ai à vous parler se compose de deux observations de lithotritie complète, et d'une observation de lithotritie incomplète, suivie d'une taille bilatérale. Toutes les trois sont intéressantes et dignes de vous être relatées avec leurs détails. »

(Suivent les détails de la première observation.)

« Cette première observation, témoigne de la facilité de la lithotritie dans un âge avancé, quand les pierres sont petites et sans complications, et du succès complet dont cette opération peut être suivie, lorsque, comme ici, elle est bien faite. On y voit aussi un exemple de l'influence heureuse que le nitrate d'argent exerce sur les inflammations chroniques de la membrane muqueuse de la vessie. »

(Suivent les détails de la seconde observation.)

« Cette seconde observation prouve une fois de plus, que les pierres châtonnées peuvent, dans certains cas, être détruites par la lithotritie. Réunie à la précédente, cette observation montre, en outre, qu'à Bordeaux comme à Paris, comme à Lyon, comme à Toulouse, comme à Amiens, les médecins qui ont la pierre ne balancent pas entre la taille et la lithotritie; qu'ils donnent la préférence à celle-ci, et repoussent le bistouri. »

(Suivent les détails de la troisième observation.)

« Cette troisième observation montre que la lithotritie offre de grandes difficultés chez les enfants, et que, dans le cas de calcul enchâtonné, ces difficultés peuvent être telles, que le chirurgien soit obligé de recourir à la taille, et de faire preuve de beaucoup d'adresse et de sang-froid pour conduire celle-ci à bonne fin.

» Elle fait voir combien les moyens anesthésiques sont parfois d'une application difficile; elle fait ressortir un fait que j'ai souvent constaté, savoir que les enfants les plus indociles cessent de l'être dès qu'ils sont assujettis et qu'ils sentent qu'on est bien résolu à agir.

» Dans leur ensemble, ces trois observations prouvent que l'auteur suit avec zèle les progrès de l'art; qu'il s'empresse de les utiliser pour ses malades, et qu'il a obtenu, pour ses travaux, la plus flatteuse des récompenses que puisse ambitionner un homme de notre profession, la confiance de ses confrères [1].

» Je propose à l'Académie de remercier M. Cazenave de son intéressante communication, et de l'inviter à continuer de nous faire part des faits curieux de sa pratique. »

[1] J'avoue que je suis fier de la confiance dont quinze de mes confrères m'ont honoré jusqu'ici, soit pour les opérer eux-mêmes, soit pour opérer leur père, leurs femmes ou leurs fils.

J'ai eu pour aides, dans ces diverses opérations, les docteurs Levillain, de *Cadillac;* Moreau, de *Cadillac;* Brumont et Moreau, de *Podensac;* Bouin, de *Rauzan;* Abadie père et fils, Dureau et Rotin, de *Saint-André-de-Cubzac;* Fasileau, de *Bordeaux;* Théry le père, de *Langon;* Arthaud et Lacoste, de *Bordeaux;* Montet, de *Bordeaux;* Dupouy-Césaire, de *Bordeaux;* Canihac, de *Bordeaux;* Guérin fils, de *Bordeaux;* Cazauvieilh, Soulié, de *La*

« M. Velpeau fait remarquer qu'il n'est point dans les habitudes de l'Académie de statuer sur des conclusions pour des travaux des correspondants, et il trouve qu'il serait plus régulier de renvoyer le travail au comité de publication.

» Les conclusions de ce Rapport sont mises aux voix et adoptées par l'Académie. »

QUATRIÈME FAIT.

Taille très-compliquée.

Comme tous les calculeux qui souffrent depuis long-temps et qui hésitent à se faire opérer, le malade dont j'écris l'Observation s'enquérait soigneusement des chirurgiens de Bordeaux qui faisaient souvent l'opération de la pierre. Ses investigations lui ayant fait découvrir que j'avais opéré tout récemment alors, avec succès et par la lithotritie, MM. le Dr Grousset, ancien médecin en chef de la marine, Ardisson, de Mérignac, et Lamarque, de Bordeaux, qu'il connaissait beaucoup,

Brède ; Nolibois, de *Saint-Médard-d'Eyran ;* Venot, de *Bordeaux ;* Levillain une seconde fois, et le médecin actuel de la Maison centrale de Détention de *Cadillac,* dont j'ai oublié le nom ; Larrat l'aîné, de *Clérac ;* Métayer, de *Saint-Christoly ;* Crébessac, de *Tonneins ;* Corantin Pujos, de *Bordeaux ;* Gustave Dupont, de *Bordeaux ;* Charles Dubreuilh, de *Bordeaux.*

C'est avec intention que je ne nomme pas les médecins qui voulurent bien m'assister auprès de deux confrères, l'un pour lequel je fis soixante lieues en plein hiver, et l'autre vingt-cinq. Je n'ai jamais eu de nouvelles directes de ces deux messieurs, qui se portent on ne peut mieux.

il vint chez moi, me dit qu'*il savait avoir la pierre,* et me raconta les phases diverses de ses souffrances en homme qui avait calculé toutes les chances d'une opération pour les manœuvres de laquelle il avait eu le malheur d'étudier soigneusement le mécanisme de tous les instruments, soit qu'on dût procéder par l'opération sanglante, par la taille, soit qu'on pût s'en tenir au broiement du calcul, à la lithotritie.

Obs. — M. V..., soixante ans, entrepreneur en bâtiments, a une intelligence d'élite, est actif, laborieux, très-impressionnable, et payait de sa personne avant d'être arrêté par la maladie, quand il s'agissait des devoirs de sa profession, mais surtout quand il fallait enhardir ses ouvriers aux pratiques de leur périlleux métier. Il était très-sanguin, très-gros et obèse à quarante ans, et n'avait maigri beaucoup ensuite, sans cesser d'avoir une excellente constitution, qu'à dater de l'époque où il souffrait de la vessie et de l'urèthre, c'est-à-dire depuis une vingtaine d'années.

A l'âge de vingt ans, le malade tomba à cheval sur des solivaux carrés, d'une hauteur de 6 mètres, mais en fut quitte pour d'assez vives douleurs au périnée, au col vésical, et pour une large ecchymose dont il fut débarrassé par un traitement antiphlogistique assez énergique, et le repos. Six ans plus tard, un accident de la même nature, mais dont je n'ai pas noté les particularités, provoqua une légère hématurie. En 1842, M. V... étant chez mon client et mon ami M. Goudal, au Château-Laffitte, en Médoc, fit encore une chute de sa hauteur, tomba à cheval sur la vive arête d'un chevron, et eut le périnée profondément contusionné.

Cette fois-là, l'hématurie fut plus abondante, mais n'eut aucune suite grave. Un peu plus tard encore, le même accident eut lieu dans une campagne des environs de Bordeaux : une hématurie considérable survint quelques moments après la chute, et soulagea beaucoup le malade.

Quand je vis M. V... pour la première fois, il souffrait beaucoup de la vessie, de son col et de l'anus depuis cinq ans ; il urinait plus fréquemment, avait parfois de la fièvre, rendait tantôt des urines grisâtres, puriformes, laissant au fond du vase un dépôt qui n'adhérait pas aux parois ; d'autres fois, et quand les crises étaient plus violentes, l'urine était sanieuse, brunâtre, sanguinolente, et se décomposait rapidement en exhalant une odeur ammoniacale très-pénétrante. Alors aussi M. V... éprouvait des douleurs cuisantes, de la pesanteur, une sensation de déchirement vers le bas-fond de la vessie, au périnée et à l'anus, douleurs qui se propageaient le plus souvent le long des uretères jusqu'aux reins. Il marchait lentement, d'ailleurs, et avec d'assez grandes difficultés. Depuis un an seulement, l'un de nos plus habiles confrères de Bordeaux avait été contraint de l'apprendre à se sonder lui-même.

Le périnée était labouré par trois énormes cicatrices résultant de trois incisions faites avec un bistouri pour vider des abcès survenus après les accidents signalés plus haut. La prostate, explorée par le rectum, me parut être lissé, non douloureuse au toucher, mais volumineuse et très-dure.

En introduisant dans l'urèthre une sonde en argent

de moyen calibre et à courbure presque insensible, je
traversai ce canal sans difficulté, sans rencontrer la
moindre trace d'anciens rétrécissements, et ne fus arrêté par un corps dur qu'à l'entrée du col de la vessie, corps que je pus déplacer un peu, mais qui ne
permit pas à mon instrument d'aller au delà, quelque
insistance que je misse pour découvrir et enfiler le
passage de l'urine. Évidemment, j'avais butté contre
un calcul. Quoi qu'il en fût de cet obstacle permanent
à l'émission des urines, M. V... pouvait uriner quelquefois sans sonde, mais en faisant de violents efforts,
et sous la condition très-expresse d'être accroupi comme
pour aller à la garde-robe. Le plus souvent, à la vé-
rité, force lui était de recourir à une sonde en gomme
élastique d'un très-petit calibre, sonde à l'aide de laquelle il franchissait le col vésical après quelques tâtonnements. En me servant d'abord de cet instrument
pour mes explorations, je fus constamment arrêté à
l'entrée du col, et ne franchis la difficulté qu'en che-
minant entre deux calculs, qu'en suivant une rigole
fort étroite, creusée moitié dans l'un et moitié dans
l'autre de ces calculs.

Bien que je crusse à la sûreté de mon diagnostic
touchant l'existence de deux pierres arrêtées au col de
la vessie, je crus devoir arriver jusqu'à elles avec une
sonde en argent très-peu courbée et de petit calibre.
Mais là surgirent mille et une difficultés pour trouver le
pertuis existant entre les deux corps étrangers. Quoi
qu'il en fût, à force de tâtonnements faits sans brus-
querie, je parvins à traverser la rigole, à obtenir une
petite quantité d'urine, et à acquérir la fâcheuse con-

viction que, derrière ces calculs, il y en avait un ou plusieurs autres contre lesquels je buttais avec le bec de la sonde.

La connaissance de ces faits malencontreux me préoccupa beaucoup, et je ne savais que répondre aux questions très-pressantes de M. V..., qui voulait savoir absolument à quel parti je m'étais arrêté touchant l'opération.

Nonobstant les incertitudes qui assiégeaient mon esprit, et après avoir longuement réfléchi à toutes les éventualités qui pourraient surgir pendant l'opération, quelle qu'elle fût, je fis subir un traitement préparatoire de quelques jours à mon malade, et lui prescrivis des bains tièdes, des boissons tempérantes, quelques antispasmodiques, un purgatif huileux, un régime délayant et deux lavements, l'un la veille et l'autre le jour de l'opération, pour vider le rectum.

L'opération devant être faite dans la matinée du 30 décembre 1847, MM. Corantin Pujos, Fauré et moi, nous nous rendîmes chez le malade, où nous trouvâmes plusieurs aides. Bien que j'eusse dit à M. V..., pour ne pas l'effrayer, que je l'opérerais par la lithotritie, je m'étais muni, par précaution, de tous les instruments nécessaires pour le broiement, et de ceux dont on se sert pour faire la taille en pénétrant dans la vessie, soit par le périnée, soit par le rectum, ou à travers l'hypogastre.

Le malade étant placé convenablement, M. Fauré lui fit respirer du chloroforme pendant dix minutes, dix minutes après lesquelles il nous dit : *Je m'en vais, je pars, je suis parti,* et ferma les yeux.

J'allais introduire un brise-pierre dans l'urèthre, lorsque M. V..., tout insensible qu'il était, eut un accès de colère, jura, s'emporta, gesticula violemment pendant une minute et demie environ. Lorsque le calme fut rétabli, et que nous l'eûmes placé convenablement, M. Fauré lui fit respirer encore un peu de chloroforme, et me fit signe de commencer. Armé d'un brise-pierre de petit calibre, à bec très-court, à mors plats et chagrinés, j'arrivai sans encombre jusqu'au col de la vessie, chargeai les calculs, les *grattai* et les fis reconnaître au confrère qui était à mes côtés. Ce fut inutilement que j'essayai pendant trois ou quatre minutes, et à l'aide de différentes manœuvres, de les saisir l'un après l'autre, de les séparer, de les broyer : l'espace me manquait, le jeu des branches du percuteur était impossible; puis, les calculs étant arrêtés au col et pressés comme dans un étau, je dus renoncer au but que je m'étais proposé, et procéder autrement. Un cathéter de moyen calibre ayant été introduit jusqu'aux calculs, je fis de vains efforts, tantôt pour faire passer cet instrument entre le col vésical et eux, et tantôt pour me frayer une voie par la rigole qui servait *quelquefois* au passage si difficile des urines. Dans cette occurrrence, je fus forcé de faire une opération presque semblable à la taille de Celse, et d'imiter quelques chirurgiens habiles qui ont agi de la sorte dans un petit nombre de cas exceptionnels [1].

---

[1] Richerand; *Nosographie et Thérapeutique chirurgicales*, t. III, p. 540, 5e édition; Paris, 1821. — Dupuytren; *Leçons orales de Clinique chirurgicale*, t. IV, p. 619, 2e édition; Paris, 1839.

Voici comment je procédai : j'incisai sur ce cathéter la partie membraneuse de l'urèthre avec un bistouri
droit; puis, substituant une sonde canelée droite à ce
cathéter, mais en introduisant une sonde par la plaie
extérieure, j'incisai sur les pierres même, divisai le col
de la vessie et la prostate, du côté gauche du raphé,
mais de façon à n'obtenir tout juste, entre les deux
calculs, que l'espace nécessaire pour faire pénétrer le
cathéter dans la vessie. A l'aide de cet instrument, je
donnai contre un calcul gisant immédiatement derrière
les deux précédents, et ce ne fut qu'en usant d'une
grande force que je pus placer le cathéter verticale-
ment, sur la ligne médiane, et le faire maintenir ainsi
par mon intelligent confrère. Manœuvrant alors avec
le lithotome double, selon les règles prescrites, grand
fut mon étonnement de ne pouvoir faire pénétrer cet
ingénieux instrument dans la vessie qu'avec beaucoup
de difficultés, et en séparant de vive force des calculs
dont le réservoir urinaire me parut être rempli! On
comprendra de reste que l'écartement des lames fût impossible, et que je dus renoncer à la taille bilatérale
classique.

Je fus donc obligé de me servir d'un long bistouri
boutonné, avec lequel je fis deux incisions de 2 centimètres (8 lignes) chacune sur les deux rayons obliques inférieurs de la prostate. Introduisant alors l'indicateur gauche dans la vessie, je trouvai cet organe
plein de calculs qui me parurent être d'un assez petit
volume, mais articulés. Quatre de ces calculs, les plus
petits, furent extraits avec la curette immédiatement
après cette manœuvre, je pénétrai dans la vessie avec

des tenettes dont les mors étaient en rapport avec l'étendue donnée aux incisions de la prostate, et saisis de nouveaux calculs évidemment trop volumineux pour que je pusse leur faire franchir l'ouverture que j'avais faite. Après avoir prié mon confrère M. Corantin Pujos de constater le fait, j'introduisis l'index gauche dans le fond de la plaie, couchai sur lui et à plat le même bistouri boutonné dont je m'étais déjà servi, en dirigeai le tranchant en haut, en dehors et à gauche, puis en dehors, en haut et à droite, et fis de la sorte deux incisions sur les rayons obliques supérieur droit et supérieur gauche de la prostate, ayant 2 centimètres (8 lignes) chacune. De cette façon, et grâce à cette application des incisions multiples, à cette ingénieuse taille quadri-latérale imaginée par M. Vidal de Cassis, je m'étais frayé un large passage sans avoir couru le risque de franchir le cercle prostatique, de blesser le rectum ni aucune des artères du périnée. J'introduisis alors de plus fortes tenettes, chargeai les calculs, qui étaient retenus vers le sommet de la vessie, mais ne pus en extraire que trois d'intacts; d'autres furent écrasés sous les mors de l'instrument.

Une nouvelle exploration, faite avec l'indicateur de ma main droite, me fit découvrir trois gros calculs que je ne pus détacher en les ébranlant successivement avec le doigt, la curette et le bouton. M. Corantin Pujos et moi nous constatâmes que deux de ces calculs étaient sur les côtés de la vessie et enchâtonnés, et que le troisième, le plus gros, était dans son bas-fond et adhérent.

Je glissai la lame d'un bistouri boutonné entre cha-

que pierre et le bourrelet membraneux formant le châton, débridai par des incisions sur deux côtés, puis
dégageai les calculs, mais ne pus les extraire à cause
de leur volume qu'après les avoir brisés à l'aide d'efforts
exercés avec modération.

« Il est extrêmement rare, a dit Boyer, notre clas-
» sique par excellence, qu'une pierre qui n'est ni châ-
» tonnée, ni enkystée, contracte des adhérences avec
» la vessie; et lorsque cela a lieu, les adhérences sont
» si faibles, qu'elles n'apportent presque aucun obsta-
» cle à l'extraction de la pierre [1]. » J'ai à opposer à la
vaste expérience de Boyer un fait notoire qui infirme
la portée pratique du passage que je viens de citer, en
ce sens que le volumineux calcul que j'avais découvert
dans le bas-fond de la vessie avait contracté de si nombreuses et de si intimes adhérences, que j'eus beaucoup de peine à les détruire, et à éviter de blesser, de
transpercer peut-être la cloison recto-vésicale [2]. Après
avoir cherché inutilement à ébranler ce calcul avec
des tenettes courbes, je m'aperçus que la résistance
était considérable, et que si je persistais à vouloir l'ar-

---

[1] Boyer; *Traité des maladies chirurgicales et des opérations
qui leur conviennent;* t. IX, p. 344, 4e édition; 1831.

[2] J'ai un autre fait de calcul très-volumineux, pesant 400
grammes, ayant adhéré *très-intimement* à la vessie par tous
les points de sa surface, et dont je débarrassai le malade par
la taille hypogastrique avec l'aide du Dr Corantin Pujos et de
plusieurs autres confrères.

Lorsque je publierai cette Observation très-curieuse de taille,
j'emprunterai à l'article *Lithotomie* du *Grand Dictionnaire des
Sciences médicales,* t. XXVIII, p. 370, un paragraphe qui me
viendra en aide contre l'assertion par trop absolue de Boyer.

racher de vive force, j'exposerais très-certainement le malade à une violente cystite. L'occurrence n'était pas favorable, on le comprendra sans doute, pour suivre les conseils donnés dans le cas d'adhérences légères, et qui consistent à ébranler chaque jour la pierre, à diriger sur elle des injections à la manière de Ledran, et à la séparer par gradation jusqu'à ce qu'on puisse l'extraire avec le bouton. Il fallait donc détruire ces adhérences à l'aide d'un moyen plus sûr et plus expéditif. Dans ce but, je priai M. Corantin Pujos d'introduire l'indicateur de la main droite dans le rectum, et de soulever fortement le bas-fond de la vessie. Quant à moi, j'explorai les adhérences avec l'indicateur gauche, repris le calcul avec des tenettes courbes, puis essayai de l'ébranler de nouveau sans réussir. Dirigeant alors un bistouri boutonné sur les adhérences, et parfaitement secondé d'ailleurs par mon très-intelligent confrère, je les détruisis petit à petit avec des précautions infinies, et en rasant de très-près la surface inférieure du calcul, qui avait les dimensions d'une prostate hypertrophiée de vieillard. Je parvins enfin à dégager la pierre des nombreuses végétations qui avaient pénétré dans ses anfractuosités; mais, n'ayant pas pu lui faire franchir l'ouverture, pourtant très-large, que j'avais pratiquée en divisant les quatre rayons obliques de la prostate, je l'écrasai, non sans de grandes difficultés, et en fis l'extraction par fragments.

Des explorations faites avec des tenettes, la curette et le bouton, et des injections faites à grande eau pour nettoyer la vessie, terminèrent cette laborieuse opération, qui avait duré trente-cinq minutes, trente-cinq minutes pendant lesquelles, grâce à la prudente habileté de M. Fauré pour manier le chloroforme, M. V... fut toujours insensible et ne fit aucun mouvement, bien qu'il n'eût pas été attaché. En revenant à lui, l'opéré ne se rappela rien de ce qui s'était passé, et croyait ne pas avoir été taillé.

Une hémorrhagie non inquiétante, mais assez considérable, qui avait eu lieu, fut une saignée salutaire, et concourut assurément au succès de l'opération, qui ne fut entravée par aucun incident de quelque valeur.

RÉFLEXIONS.

« Je ne puis que répéter, après beaucoup d'autres,
» dit M. Civiale, que l'expérience a mis dans le plus
» grand jour et l'inutilité et les dangers d'appliquer les
» procédés de l'art dans ces cas déplorables (enkyste-
» ment des pierres). Pour un succès on compte vingt
» revers. Les meilleurs praticiens conseillent de ne
» tenter aucune opération toutes les fois qu'on peut
» acquérir d'avance la certitude que la pierre est châ-
» tonnée [1]. »

Quoi qu'en dise M. Civiale, des chirurgiens fort habiles se sont décidés à faire la taille dans des cas de calculs châtonnés. C'est ainsi que Garengeot, en 1723, tailla avec succès, à Nantes, et en présence de Quesnay, qui était alors établi dans cette ville, un enfant

---

[1] Civiale; *Parallèle des divers moyens de traiter les calculeux*, p. 298. Paris, 1836.

de dix à onze ans [1]. Une opération semblable a été pratiquée par Leblanc, chirurgien à Orléans, sur un jeune homme de dix-huit ans qui avait deux pierres, dont l'une était mobile et l'autre châtonnée vers le bas-fond de la vessie, au-dessous de l'embouchure de l'uretère gauche [2]. A part ces exemples célèbres, parmi lesquels celui qui a été donné par le professeur Perey tient le premier rang [3], on en trouve quelques autres qui ont été signalés dans les annales de la science. Pour ce qui me regarde, et suivant en cela l'exemple de quelques-uns de mes célèbres devanciers, on vient de voir que j'avais procédé de la même façon sur deux de mes calculeux, l'enfant Boireau (de Coutras) et M. V...

Bien que ces exemples soient encourageants, il est des cas tout à fait exceptionnels dans lesquels il faut savoir s'abstenir. Ce fut ainsi que je me conduisis pour un calculeux que j'opérai en 1848, en présence de mes confrères les docteurs Levieux père, Charles Dubreuilh et Pouget, de Bordeaux.

---

[1] *Mémoires de l'Académie de Chirurgie*, t. II, in-12, p. 287 et suivantes.

[2] *Précis d'opérations de chirurgie*, chap. XVI, p. 161.

[3] *Taille très-laborieuse faite en deux temps. Journal de Médecine*, t. LXXIX.

EXTRAIT

DU

RAPPORT FAIT A L'ACADÉMIE IMPÉRIALE DE MÉDECINE DE PARIS,

dans sa séance du 30 août 1850,

SUR LE FAIT DE TAILLE TRÈS-COMPLIQUÉE DE M. V...,

PAR M. JOBERT DE LAMBALLE,

Membre de l'Institut ;
Chirurgien ordinaire de l'Empereur ; Professeur de clinique externe à la Faculté
de Médecine de Paris ;
Chirurgien en chef de l'Hôtel-Dieu, et Membre de l'Académie
Impériale de Médecine [1].

« Dans la séance du 24 avril 1849, vous m'avez chargé de vous faire un Rapport sur une observation qui vous a été adressée par notre confrère, M. le Dr Cazenave, de Bordeaux.

» Cette observation a trait à une opération de taille bilatérale.

» Le malade dont il est question portait une vessie presque entièrement murée de calculs, les uns enchâ-

[1] *Bulletin de l'Académie nationale de Médecine*, t. XV, p. 1049-1052. Paris, 1849-1850.

tonnés, les autres adhérents, par suite, dit M. Cazenave, d'espèces de végétations parties de la muqueuse, et qui pénétraient dans les anfractuosités correspondantes du calcul. Ces dispositions peu ordinaires n'avaient pas été toutes reconnues avant l'opération. Le col vésical était lui-même obstrué par deux calculs placés et fixés à son orifice.

» M. Cazenave, de Bordeaux, avait eu d'abord l'intention de pratiquer la lithotritie; mais il dut abandonner son idée, les instruments lithotriteurs n'ayant pu être glissés dans la vessie. Dès lors, il choisit la taille bilatérale, qui dut elle-même subir des modifications dans le mode opératoire, à cause de la disposition toute particulière des calculs vésicaux.

» Le cathéter ne put, en effet, être introduit dans la vessie, puisqu'il ne dépassa pas le col de cet organe. Ce fut en vain que notre habile confrère chercha la rigole par où s'écoulait l'urine, et qu'il s'efforça de déplacer les calculs vésicaux : toute tentative devint donc inutile et infructueuse. C'est alors que M. Cazenave incisa la portion membraneuse de l'urèthre sur le cathéter; puis, remplaçant le cathéter par une sonde droite, voici comment il se conduisit : »

(Suivent les détails très-précis de l'opération.)

« J'ai l'honneur de vous prier d'adresser des remerciments à l'auteur, et de renvoyer son observation au comité de publication. »

CINQUIÈME FAIT.

Soixante-deux ans ; — périnée sillonné par des cicatrices résultant d'abcès urineux largement ouverts avec le bistouri ; — hernie sous-ombilicale et irréductible de la ligne blanche ; — prostatite chronique ; — explorations faisant reconnaître l'existence de deux calculs ; — première séance de lithotritie faite sans injection préalable ; — seconde tentative de lithotritie faite inutilement ; — taille bilatérale à laquelle je procède avec un lithotome double fait par M. Charrière pour ce cas exceptionnel, et d'après mes indications ; — guérison.

M. de C..., âgé de soixante-deux ans, très-maigre après avoir été d'un embonpoint presque excessif, avait eu plusieurs rétrécissements de l'urèthre, des fistules urinaires à la racine de la verge, au scrotum et au périnée. Cette région était sillonnée, à droite et à gauche, par des cicatrices résultant d'abcès urineux largement ouverts avec le bistouri. Le malade était d'ailleurs hémorrhoïdaire, très-constipé ; avait une vieille hernie sous-ombilicale de la ligne blanche, qui était considérable et irréductible ; il était aussi porteur d'une prostatite chronique.

M. de C... avait été traité à Paris, où il occupait un emploi supérieur dans l'administration des finances, par une de nos célébrités chirurgicales, et on était parvenu, après trois années de traitements non interrompus, à le débarrasser à peu près des angusties de l'urèthre, à tarir ses fistules urinaires ; mais on n'avait jamais pu le faire uriner sans sondes.

Dans les premiers jours du mois de décembre 1848, ce malade, qui avait uriné beaucoup de sang pendant quatre ou cinq jours de suite, mais sans que cette hématurie pût être mise sur le compte des manœuvres faites pour vider la vessie, ce malade me fut adressé par le Dr Morin, son médecin ordinaire et son ami. Le trajet assez long (40 kilomètres, je crois) que M. de C... fut obligé de faire en voiture pour s'embarquer dans le bateau à vapeur d'Agen, occasionna une rétention d'urine qui le fit horriblement souffrir pendant huit heures de traversée sur la Garonne. Dès son arrivée chez son beau-frère, à Bordeaux, on me fit prier d'aller le voir. Mon premier soin fut de vider la vessie, qui s'était élevée jusqu'au niveau de l'ombilic. Le repos, des bains, l'usage de lavements émollients et froids, des boissons tempérantes et la diète suffirent à faire cesser tous les accidents, et à remettre le malade sur le même pied où il était avant l'hématurie.

Voici l'état dans lequel était M. de C... après huit jours de repos à Bordeaux :

Il n'avait pas d'appétit, presque pas de sommeil, quoiqu'il souffrît à peine quand il ne marchait pas, vidait artificiellement sa vessie toutes les quatre heures, et rendait des urines grisâtres, puriformes, qui se décomposaient rapidement en exhalant une odeur ammoniacale très-pénétrante.

J'explorai l'urèthre, la prostate et la vessie le 15 décembre 1848, et découvris trois points indurés du canal, mais cédant facilement à la dilatation opérée avec des bougies en gomme. Toutefois, il arrivait assez souvent que le malade passait dix et douze heures sans qu'il pût vider sa vessie, à cause des spasmes de l'urèthre qui s'opposaient au passage des sondes. Je constatai moi-même la nature de ces obstacles momentanés, de ces rétrécissements *dilatables,* comme les appellent les Anglais.

La prostate, explorée par le rectum, me parut être très-volumineuse, bosselée, empiétait sur le diamètre du dernier intestin, et constituait de la sorte un obstacle mécanique pour la défécation. Après ces recherches, j'introduisis alternativement des sondes en argent à courbure très-brusque, pour circonscrire le col vésical tout entier. Des explorations multipliées, mais faites avec ménagement, me permirent de constater qu'il n'existait aucune de ces tumeurs que la prostate projette quelquefois dans l'intérieur de la vessie, pas plus que des valvules de son col, si bien décrites par M. Auguste Mercier.

Quand ces explorations d'*entrée* furent terminées, j'allai plus au fond de la vessie et y découvris deux calculs qui me parurent être d'un assez gros volume.

Trois jours après ces recherches, et au moment où je préparais le malade à la lithotritie, il reçut une lettre de sa femme qui lui annonçait l'état presque désespéré de sa bru, qu'il aimait à l'égal de sa fille. Aucune considération ne put le retenir à Bordeaux, où il nous promit de revenir dès qu'il serait rassuré sur le compte de la malade.

Quoi qu'il en fût, M. de C... ne put venir se confier à mes soins que le 15 janvier 1849.

Après quelques jours de repos et de préparation, et bien que la prostatite chronique et les spasmes très-fréquents de l'urèthre pussent être des obstacles sérieux pour la lithotritie, je n'en procédai pas moins à cette opération le 25 janvier 1849.

Quoi que nous fissions, et malgré l'insensibilité du malade que j'avais provoquée en le chloroformisant, le Dr Morin et moi ne pûmes faire supporter à la vessie aucune injection, aucun liquide de quelque nature qu'il fût. De guerre lasse, je procédai au broiement à sec de l'un des calculs, qui donna 3 centimètres (13 lignes) de diamètre. A peine eus-je saisi cette pierre et l'eus-je morcelée deux fois, que la vessie se contracta violemment, et me mit dans l'impossibilité de continuer la manœuvre, bien que j'eusse attendu la cessation de cet état pendant sept à huit minutes, et bien que j'eusse maintenu l'insensibilité en faisant prudemment continuer l'usage du chloroforme. Cette tentative de broiement n'eut aucune suite fâcheuse, et nous pûmes la recommencer trois jours après. Cette fois-ci, et après avoir chloroformisé le malade, j'introduisis le brise-pierre dans la vessie sans injection préalable, et voulus manœuvrer à sec comme je l'avais déjà fait sur plusieurs calculeux dont les vessies, très-irritables, se *révoltaient* sous l'influence de la plus légère distension par des liquides. Ce second essai ne réussit pas mieux que le premier, et force me fut de proposer la taille, qui fut acceptée.

En fait de lithotomie, je n'ai contracté l'habitude d'aucune méthode, d'aucun procédé spécial, et recours indifféremment aux tailles hypogastrique, périnéales et recto-vésicale, selon que ces tailles me sont imposées en quelque sorte par telles ou telles circonstances,

par telles ou telles indications. Dans l'occurrence où je
me trouvais placé chez le malade dont il est question,
il fallait que j'optasse ou pour l'une des tailles périnéales, ou pour la taille recto-vésicale, car la taille hypogastrique était évidemment impossible puisque M.
de C... était porteur d'une hernie sous-ombilicale de la
ligne blanche, qu'une constipation habituelle et que
des efforts considérables pour la défécation avaient
sans doute préparée, et qu'un écartement considérable des jambes, fait pour sauter un ruisseau dans une
partie de chasse, avait occasiônnée. Le malade avait
éprouvé, lors de cet effort, la sensation d'un corps qui
s'ouvre un passage à travers les parois du ventre. D'un
autre côté, et bien que j'aie opéré avec succès deux
calculeux par la taille recto-vésicale [1], je ne crus pas
devoir recourir à ce mode lithotomique, de peur qu'il
occasionnât une fistule recto-vésicale, qui est une in-
firmité dégoûtante, le plus souvent incurable, et sur-
venant au moins une fois sur quatre ou cinq opérations. Le professeur Velpeau dit que « sur environ
cent opérations de ce genre qui paraissent avoir été
pratiquées aujourd'hui par MM. Sanson, Dupuytren,
Camoin, Pézerat, Willaume, Cazenave (de Bordeaux),
Dumont, Castera, Urbain, Janson, Taxil, Barban-
tini, Vacca, Géri, Orlandi, Gallori, Mansfiedi, Gui-
detti, Farnèze, Georgi, Giuseppe, Cittadini, Mori,
Lancisi, Castaldi, Gavarra, Regnoli, Bandiera, Heigh,
Fasoti, Méli, Clot, Wenzel, Dawson, Lallemand, on
compte une vingtaine de morts, autant de fistules, et

---

[1] *Bulletin médical de Bordeaux,* année 1833, p. 121.

plusieurs accidents qui ont mis la vie de quelques autres malades en danger [1]. »

Comme la cystotomie périnéale est celle qui offre réellement le plus d'avantages, et qui mérite, en dernière analyse, la préférence comme méthode générale, je me déterminai à opérer par la taille bilatérale.

Néanmoins, ce n'était pas sans quelques appréhensions que j'allais procéder à cette méthode de tailler sur un sujet dont le périnée était sillonné par de larges cicatrices résultant de bon nombre d'abcès urineux et de fistules urinaires, abcès et fistules dont la cicatrisation s'était opérée par deuxième intention, par granulation, par la production de bourgeons charnus, mais lentement et à l'aide d'un tissu inodulaire très-prononcé, manifestement fibreux, ayant la consistance et la dureté des ligaments articulaires les plus forts. A cet état de choses, déjà si scabreux pour pénétrer à travers des tissus si divers, si complexes et si profondément modifiés par les atteintes maladives qu'ils avaient eues à subir, se joignait une hypertrophie considérable de la glande prostate, qui était très-dure, un peu bosselée, proche squirrheuse, et entourée ou traversée, comme toujours, par une trame fibreuse ou fibro-musculaire.

« Le lithotome caché de frère Côme, ou le bistouri boutonné, suffirait à la rigueur pour inciser les côtés du col de la vessie et la prostate (dans la taille bilatérale), dit Dupuytren [2]; mais il faudrait introduire à

---

[1] Velpeau; *Nouveaux éléments de médecine opératoire*, t. IV, p. 559, 2e édition. Paris, 1839.

[2] Dupuytren; *Leçons orales de clinique chirurgicale faites à l'Hôtel Dieu de Paris*, t. IV, 2e édition, p. 704. Paris, 1839.

deux reprises l'instrument, le faire agir en deux fois,
ce qui allongerait la durée de l'opération, et surtout
ne permettrait pas de donner constamment à l'ouverture totale une symétrie parfaite et une étendue égale
des deux côtés. Un double lithotome devait remédier à
ces graves inconvénients ; car ses deux lames, écartées
de leur tige commune et déployées dans la vessie, ne
pouvaient manquer, en sortant, de faire au col de cet
organe et à la prostate une double incision dont il
était facile de préciser rigoureusement les limites. »

Le lithotome double de Dupuytren, très-heureuse-
ment modifié par M. Charrière pour obtenir que les
lames de cet instrument décrivent une courbe régulière
de 6 lignes de rayon, est fort ingénieux et remplirait
toujours le but que s'était proposé le célèbre chirurgien
de l'Hôtel-Dieu de Paris, n'était un défaut de construc-
tion qui a pour résultats de très-graves inconvénients
dans la pratique.

On sait que le jeu des lames ou d'une seule lame du
lithotome double a quelquefois été, ou nul, ou incom-
plet, ou inégal dans les mains de quelques praticiens,
à l'occasion de tailles bilatérales faites sur des sujets
d'un âge avancé, dont la prostate était hypertrophiée,
et dont les tissus, formant le périnée, étaient très-
épais, résistants, et, jusqu'à un certain point, réfrac-
taires à l'action de l'instrument tranchant. J'ai vu Dupuytren lui-même ne pouvant faire agir qu'une des
lames de son lithotome, et être obligé de faire l'incision du côté opposé avec un bistouri boutonné. J'ai
vu pareille chose arriver à de très-habiles chirurgiens, et, dans une occasion, je fus obligé moi-même
de tailler un vieillard de soixante et onze ans avec un

bistouri, parce que les lames du lithotome double pouvaient à peine sortir de leur gaîne et décrire leur courbe habituelle, tant les tissus du périnée et la prostate étaient épais et résistants.

Les incidents de cette sorte tiennent sans doute à la nature, à l'épaisseur, à la roideur des tissus qu'on doit diviser; mais ils tiennent bien davantage, ce me semble, à la ténuité relative du lithotome double, au peu de résistance des lames et à leur flexibilité, qui font que la puissance qui agit sur la bascule est impuissante à faire jouer des tranchants évidemment trop faibles dans des cas donnés.

Par ces motifs, et ne voulant pas d'ailleurs me priver des avantages incontestables qu'offre le mécanisme si ingénieux du lithotome double, calqué sur celui de frère Côme, qui l'avait été lui-même sur le bistouri caché de Bienaise, j'écrivis à M. Charrière, de Paris, et le priai de me fairé fabriquer cet instrument en conservant toutes les formes du manche, de la bascule, de la tige et des lames que cette tige ou gaîne reçoit, cache et protége, et lui prescrivis de donner des proportions plus considérables à toutes ces parties du lithotome double, notamment à la tige et aux lames, de façon à ce qu'aucun tissu périnéal et la prostate elle-même ne pussent résister à l'action tranchante de ces mêmes lames. Pour obtenir ce résultat, il me suffit de faire construire des lames deux fois plus larges et deux fois plus épaisses que celles dont sont armés les lithotomes doubles ordinaires, et de donner assez de largeur à la tige et à ses rainures latérales, pour que ces parties tranchantes de l'instrument pussent en sortir, y entrer librement, y être entièrement cachées et inoffensives lorsqu'on va à la recherche de la cannelure du cathéter à travers la plaie faite aux tissus composant la région postérieure du périnée.

Lorsque j'eus ce lithotome, à la fabrication duquel l'ingénieux M. Charrière avait donné tous ses soins, je m'empressai de préparer M. de C... à subir l'opération.

La veille du jour de cette opération, le malade me dit qu'il ne voulait pas, qu'il ne souffrirait pas qu'*on l'endormît* de nouveau avec le chloroforme, parce qu'il savait, à n'en pas douter, que plusieurs personnes avaient péri sous l'influence de cet agent anesthésique. Je dus me conformer à un désir aussi énergiquement exprimé.

Quand j'eus constaté et fait constater la présence de deux calculs dans la vessie par le Dr Morin, fort habile chirurgien qui n'exerce plus, mais que le malade, son ami intime, voulait avoir près de lui pendant l'opération, je plaçai M. de C... convenablement, le fis tenir par des aides intelligents, introduisis le cathéter, incisai les téguments, les couches musculaires et aponévrotiques du périnée, et la paroi inférieure de l'urèthre, de manière à découvrir la rainure du cathéter, sur laquelle je dirigeai la pointe-mousse du lithotome double, que j'ouvris au n° 20. Introduisant alors l'indicateur de la main gauche dans la plaie, je reconnus qu'il existait deux calculs, l'un d'un volume moyen, l'autre beaucoup plus considérable, et gisant tous les deux dans le bas-fond de la vessie, d'où je les enlevai successivement en les saisissant avec des tenettes conduites sur un gorgeret. Le premier calcul, le plus petit, cassé en quatre, était aplati, ovalaire, parfaitement lisse, et avait 3 centimètres (13 lignes) de diamètre.

Le second, que je montrai à la Société de Médecine de Bordeaux, était lisse aussi, ovoïde, très-dur, et avait 4 centimètres ¹/₂ (19 lignes) de long, et 2 centimètres ¹/₂ (10 lignes) d'épaisseur.

Le malade perdit peu de sang, eut à peine de la fièvre pendant trente-six heures, n'eut pas d'inflammation sérieuse, urina un peu par l'urèthre le dixième jour, et n'eut la plaie périnéale cicatrisée que le quarante-deuxième.

Vu la flexibilité, l'élasticité et le peu de résistance des lames dont les lithotomes doubles ordinaires sont pourvus, je pense que les très-simples modifications que j'ai proposées seront adoptées, et mettront les praticiens à l'abri des éventualités opératoires que j'ai signalées.

Voici ce qu'on lit dans le premier volume du *Bulletin de la Société de Chirurgie de Paris*, p. 742 :

« *Taille bilatérale à travers des cicatrices périnéales.*

» M. Guersant lit un Rapport sur plusieurs travaux de M. Cazenave (de Bordeaux); il rend un compte favorable de plusieurs brochures, et spécialement de l'une d'entre elles, qui traite du coryza chronique. Il passe ensuite à l'examen des recherches inédites de l'auteur, parmi lesquelles il signale surtout une taille bilatérale, remarquable par cette circonstance, que des cicatrices périnéales exigèrent un lithotome plus fort que ceux dont on se sert dans la pratique ordinaire.

» Ces recherches, dit M. Guersant, contiennent encore d'autres faits importants, tous suivis de réflexions intéressantes. Ce sont des faits de nature diverse, et présentés dans un excellent esprit. »

Voici ce qui est consigné dans la *Gazette médicale de Paris*, numéro du 7 décembre 1850, p. 879 :

« Lithotome double fabriqué tout exprès pour un
cas exceptionnel.

» Un des plus sérieux reproches et des mieux fondés qu'on ait fait au lithotome, et notamment au lithotome double, tient à la ténuité de ses lames. Souvent, en effet, on a pu constater que, cédant devant la résistance des parties molles qu'elles devraient diviser, ces lames ne sortent qu'à moitié de leur gaîne, de sorte que l'incision des couches périnéales n'a pas l'étendue que le chirurgien lui voulait donner, et que, s'il désire absolument la compléter, il doit renoncer au secours du lithotome, et employer, sans guide ni régulateur, le bistouri boutonné, qui l'expose à aller trop loin.

» Cette imperfection de la manœuvre est encore bien plus fréquente et plus grave lorsque les tissus à couper sont épais, engorgés. Tel était le cas (*observation de M. Cazenave*) chez un homme de soixante-deux ans, calculeux, dont le périnée était sillonné de larges cicatrices résultant de nombreux abcès et fistules urinaires, abcès et fistules de date ancienne, et dont la cicatrisation s'était opérée par deuxième intention, à l'aide d'un tissu inodulaire fibreux, ayant sans doute la consistance et la dureté des ligaments articulaires les plus forts. A cela se joignait une hypertrophie de la prostate, laquelle était très-dure, presque squirrheuse.

» Jugeant des difficultés qu'une pareille structure mettrait à l'action du lithotome double ordinaire, M. Cazenave jugea nécessaire d'en avoir un fait exprès pour la circonstance. Il demanda donc à M. Charrière de lui en fabriquer un, en conservant toutes les formes du manche, de la bascule, de la tige et des lames, mais en donnant seulement des proportions plus considérables à toutes ces parties, notamment à la tige et aux lames, de façon à ce qu'aucun tissu périnéal et la prostate elle-même ne pussent résister à l'action tranchante. Les lames furent, en conséquence, construites deux fois plus larges et deux fois plus épaisses que celles des lithotomes doubles ordinaires.

» Avec l'instrument ainsi modifié, le malade put être opéré par la méthode bilatérale avec autant de facilité que si la région eût présenté l'état normal. Il guérit assez vite et sans accidents.

» Nous n'aurions pas mis autant d'insistance à faire ressortir ce fait, si nous n'avions pensé que l'enseignement qui en découle pourra être utilisé par la plupart des fabricants. La correction, exceptionnellement prononcée, qu'a demandé M. Cazenave, ne servira en effet que dans les cas exceptionnels; mais chez tous les malades, à tous les âges, dans toutes les conditions, chirurgiens et patients se trouveraient on ne peut mieux d'une correction à un certain degré dans le même sens. Un peu plus de force des lames donnerait, et sans aucune compensation fàcheuse, plus d'assurance aux premiers, plus de sécurité aux seconds. »